DE LA

DACRYOCYSTITE CHRONIQUE

ET DE SON TRAITEMENT

PAR LA

DILATATION FORCÉE DU SAC LACRYMAL

PAR

Edmond D'ANDRIA

DOCTEUR EN MÉDECINE DE LA FACULTÉ DE PARIS

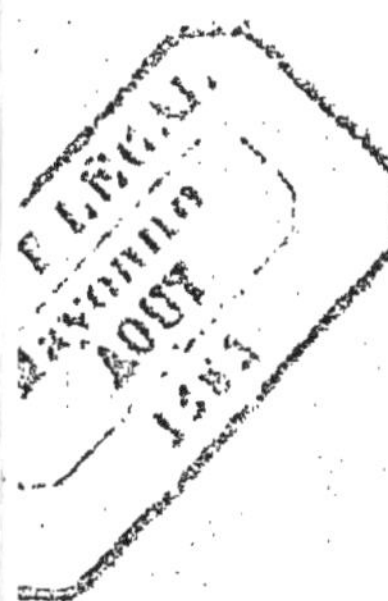

PARIS
ALPHONSE DERENNE
52, Boulevard Saint-Michel, 52
1883

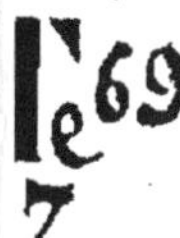

DE LA

DACRYOCYSTITE CHRONIQUE

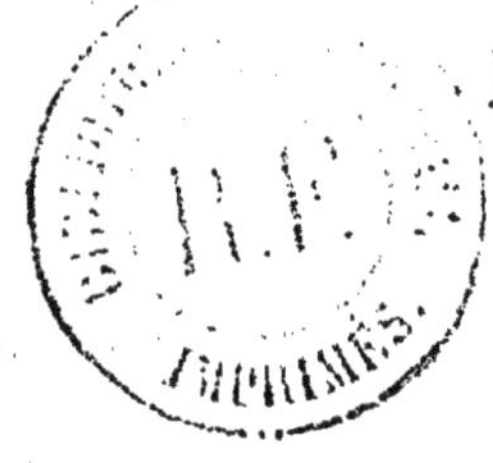

ET DE SON TRAITEMENT

PAR LA

DILATATION FORCÉE DU SAC LACRYMAL

PAR

Edmond D'ANDRIA

DOCTEUR EN MÉDECINE DE LA FACULTÉ DE PARIS

PARIS

ALPHONSE DERENNE

52, Boulevard Saint-Michel, 52

1883

A MON PREMIER MAITRE DANS LES HOPITAUX

M. LE DOCTEUR CONSTANTIN PAUL

Professeur agrégé à la Faculté de Médecine
Médecin de l'hôpital Lariboisière
Membre de l'Académie de Médecine
Chevalier de la Légion d'honneur

A MON PRÉSIDENT DE THÈSE

M. LE PROFESSEUR RICHET

Membre de l'Institut
Professeur de clinique chirurgicale à la Faculté de Médecine
Chirurgien de l'Hôtel-Dieu
Membre et ancien président de l'Académie de Médecine
Commandeur de la Légion d'honneur

A M. LE PROFESSEUR DUPLAY

Professeur de pathologie chirurgicale à la Faculté de Médecine
Chirurgien de l'hôpital Lariboisière
Membre de l'Académie de Médecine
Chevalier de la Légion d'honneur

A MES AUTRES MAITRES

MM. DESNOS, PETER, DESPRÈS, DESCROIZILLES
J. LUCAS-CHAMPIONNIÈRE

A M. LE DOCTEUR GALEZOWSKI

Professeur libre d'ophthalmologie
Chevalier de la Légion d'honneur

DE LA DACRYOCYSTITE CHRONIQUE

ET DE SON TRAITEMENT

PAR LA DILATATION FORCÉE DU SAC LACRYMAL

AVANT PROPOS

Au mois d'août 1882, nous avons eu l'occasion d'observer à la clinique de M. le Dr Galezowski plusieurs cas de dacryocystite chronique traités et guéris dans un espace de temps relativement restreint par la dilatation forcée du sac lacrymal. Frappé de l'efficacité du traitement et des résultats favorables obtenus au moyen de cette méthode, nous nous sommes décidé à étudier la question et à en faire le sujet de notre thèse inaugurale. Nous nous sommes livré à une étude générale de la dacryocystite en nous arrêtant principalement sur le traitement partie essentielle de ce travail que nous avons divisé en six chapitres.

Le premier comprend l'historique.

Le deuxième l'étiologie.

Le troisième la symptomatologie.

Le quatrième le diagnostic.

Le cinquième le pronostic.

Le sixième le traitement. Ce dernier est précédé de la description du dilatateur lacrymal de M. le Dr Galezowski.

Nous avons posé nos conclusions que nous avons fait suivre de onze observations dont dix sont personnelles.

HISTORIQUE

INJECTIONS. — Anel (1712), chirurgien français chercha, le premier, à modifier et à désobstruer les voies lacrymo-nasales en faisant des injections par les points lacrymaux avec une seringue qui porte son nom.

M. Fano en 1863 employa la teinture d'iode dans le but de modifier la muqueuse du sac et inventa un appareil, qui n'est qu'une pompe foulante, à l'aide duquel il injectait le liquide modificateur en utilisant la voie lacrymale.

M. le professeur Verneuil (1872) fit pénétrer de la teinture d'iode dans le sac en ponctionnant la paroi antérieure de cet organe avec une aiguille de Pravaz.

DILATATION. — Anel pratiquait le cathétérisme avec un stylet très fin. Méjean préconisait les sétons en fil. J.-L. Petit (1740), Pouteau et Jourdan se servaient de l'ouverture fistuleuse ou incisaient la paroi antérieure du sac. Allouel et Laforest dilataient le canal avec une sonde soit pleine, soit creuse, recourbée en arc de cercle, dont la concavité était tournée en haut et dont l'introduction se faisait en engageant la pointe sous le cornet inférieur. Desault employa le séton en combinant le procédé de J.-Louis Petit avec celui de Méjean.

Dilatation permanente. — Lafaye, Foubert, Pellier et Dupuytren introduisaient dans le canal une canule par l'ouverture artificielle du sac. Scarpa se servait d'un clou en plomb. Ware, d'un clou en argent. M. le professeur Richet modifia le clou de Malgaigne.

Dilatation graduelle temporaire. — En 1857 Bowmann eut l'heureuse idée de sectionner le canalicule lacrymal et, à l'exemple d'Anel, se servit de cathéters métalliques dont il gradua le volume. Le calibre de la sonde n° 6 (le plus fort de l'échelle) correspond à un diamètre de 1 millimètre et demi. Il est juste de rendre hommage au chirurgien anglais en disant que tous les progrès réalisés dans la voie de la dilatation sont dus à la méthode à laquelle il a attaché son nom. Critchett faisait usage de sondes de laminaria digitata. Ce procédé n'a pas joui d'une grande faveur.

Dilatation forcée. — Weber (1865) eut recours au cathétérisme forcé qu'il pratiquait avec une sonde bi-conique après avoir sectionné le conduit lacrymal, et débridé le ligament palpébral interne. Cette sonde dont l'une des moitiés correspond par sa petite extrémité au numéro 1 de Bowmann atteint au bout de 30 à 35 millimètres un diamètre de 1 mil. à 1 mil. 1/2. Aux mêmes distances l'autre extrémité offre une épaisseur de 3 millimètres. Walormont, Jesche (de Moscou), Williams (de Cincinnati), J. Green de Saint-Louis ont adopté cette méthode, tout en lui faisant subir certaines modifications.

Stricturotomie. — Stilling (de Cassel), en 1868 sectionna les coarctations du canal lacrymal avec un couteau spécial dit couteau de Stilling après avoir ouvert le canalicule lacrymal. C'est Malgaigne qui conseilla le premier cette opération. Gerdy la mit en pratique. Ce procédé eut des partisans (Walormont, A. Sichel, Giraud-Teulon, U. Trélat).

Création des voies artificielles. — Celse et Paul d'Egine ont pratiqué la perforation de l'os unguis. Au commencement du XVIIIe siècle Woolhouse extirpe le sac, puis perfore l'unguis avec un stylet pointu, Hunter se sert d'un emporte-pièce; Walthen (1781) d'un foret et maintient ouverte la voie anormale par une canule à demeure. Saint-Yves s'est servi du cautère actuel. Plus récemment, Reybard et Foltz de Lyon remirent en honneur cette opération. Laugier établit une ouverture de communication entre le sac lacrymal et le sinus maxillaire.

Oblitération des voies naturelles. — Nannoni (de Florence, 1748) proposa d'oblitérer complètement le sac et le cautérisa avec le nitrate d'argent; Heister et Volpi faisaient usage du même caustique; Magne (1848) employait le chlorure de zinc. Desmarres proposa le cautère actuel; Manfredi et Sperino le chlorure d'antimoine; Rouault la pâte de Vienne, etc.

Quesnel (de St-Malo) cautérisa les points lacrymaux et réussit à fermer la voie d'écoulement de larmes. Serres (de Bologne et Busche (de Lyon) se servaient dans ce but d'une aiguille chauffée au rouge ou d'un crayon très-mince d'azotate d'argent. Velpeau excisa les points lacrymaux.

Berlin et Businelli firent l'excision totale du sac.

Extirpation de la glande lacrymale. — P. Bernard (1843) extirpa la glande lacrymale. Textor père (1846), Mackenzie, Dixon imitèrent son exemple. Laurence (1867) proposa cette opération comme moyen de guérison radicale des affections du sac lacrymal. Meyer (1881) (1) tenta avec succès l'extirpation de la glande lacrymale.

1. E. Boisson, thèse de Paris, p. 55. 1881.

ETIOLOGIE

Les causes qui peuvent produire la dacryocystite sont nombreuses. L'inflammation du sac est rarement idiopathique. Elle succède presque toujours au coryza et à la conjonctivite. La variole, la rougeole, la scarlatine exercent une influence considérable sur la production de cette maladie. L'ophthalmie des nouveau-nés a été incriminée (Critchett). Les femmes chlorotiques et lymphatiques dont les yeux sont plus sensibles pour la lumière clignent beaucoup et contractent le muscle lacrymal ; d'où la fréquence beaucoup plus grande chez elles des tumeurs lacrymales (Galezowski) (1). Les états généraux tels que l'herpétisme, l'arthritisme ont leur place marquée dans l'étiologie de la dacryocystite. On a encore cité parmi les causes les plus fréquentes la scrofule et la syphilis. L'action de ces maladies sur le sac est-elle directe ou bien l'inflammation de cet organe est-elle consécutive aux altérations des os telles que la carie dans la scrofule et l'ostéo-périostite dans la syphilis? Sans nier la part immense qui revient aux inflammations péri-cystiques dans la production de la dacryocystique, nous croyons que le sac peut être primitivement atteint, car, et en particulier pour la syphilis, pourquoi la muqueuse du sac jouirait-elle de l'immunité alors que d'autres muqueuses seraient le siége d'inflammations

1. Galezowski. *Traité des maladies des yeux*, 1875.

chroniques aboutissant à la sclérose des tissus et amenant le rétrécissement? M. Lancereaux (1) citant le travail de Lagneau fils, signale les désordres syphilitiques des voies lacrymales à la période exanthématique, mais il leur assigne pour point de départ l'inflammation de la conjonctive, tandis que dans la période tertiaire, les altérations du sac seraient dues aux lésions osseuses.

L'inflammation du sac reconnait aussi pour causes des ostéites et des périostites des os de la face. L'action du traumatisme est incontestable. La dacryocystite se déclare souvent après la grossesse. Est-ce sous l'influence de l'état puerpéral qu'elle se manifeste ou bien est-elle sous la dépendance du phénomène de l'effort pendant l'accouchement? M. Galezowski (2) émet l'hypothèse que le sac pourrait bien être le siège d'une fluxion analogue à celle qu'on observe dans le corps thyroïde pendant les efforts de l'accouchement, et, d'après le même auteur, la contraction ne serait pas sans jouer un certain rôle dans la production de la phlegmasie du sac. Nous ne pouvons passer sous silence une cause qui, pour contestée qu'elle soit, n'en existe pas moins et encore avec une fréquence relative, nous voulons parler de l'hérédité. Sur quarante-deux cas que nous avons relevés à la clinique de M. Galezowski, sept fois nous avons rencontré le larmoiement congénital. Signalons aussi l'origine dentaire de la dacryocystite. M. Abadie (3) incrimine la périostite chronique, due à des chicots du maxillaire supé-

1. Lancereaux. *Traité pratique de la syphilis* 1866, *ch. voies lacrymales.*

2. Communication orale.

3. Abadie. *Journal d'ophthalmologie de Paris* 1872.

rieur au niveau des incisives et des canines. Cette affection s'étendrait dans le méat inférieur et se propagerait jusque dans la canal nasal. L'écartement exagéré des yeux et l'aplatissement du dos du nez (race mongole) sont une cause d'étroitesse des voies lacrymales, étroitesse qui prédispose à la dacryocystite. Une disposition inverse s'observe chez les Israélites (de Wecker). Enfin les granulations que l'on a rencontrées dans le sac amènent des rétrécissements invincibles et constituent un obstacle à l'élimination des larmes.

SYMPTOMATOLOGIE

La maladie s'annonce par des picotements, une sensation de brûlure et la fatigue de la vue. Après un certain temps, le malade s'aperçoit que son œil pleure. Le larmoiement d'abord intermittent, devient continu. L'accumulation des larmes au niveau du bord libre des paupières donne lieu au phénomène de l'irisation (Galezowski). La conjonctivite et la blépharite lacrymales se produisent sous l'influence de l'alcalinité exagérée des larmes (voir thèse de Ferrand, Paris 1873). Si on exerce une pression de bas en haut au niveau du sac, on fait refluer par les points lacrymaux un liquide louche, mélangé de larmes et de mucus. La narine correspondant au côté affecté est sèche.

Plus tard, on constate au niveau du grand angle de l'œil la présence d'une tumeur de volume variable (tumeur lacrymale). La tuméfaction peut s'étendre au-dessus comme au-dessous du tendon de l'orbiculaire et la tumeur est en bissac. Le palper indiquera s'il existe de la fluctuation. La pression digitale fera sourdre un liquide muco-purulent par les points lacrymaux. Si le canal nasal n'est pas rétréci, l'évacuation du contenu peut se faire par les narines. Dans le cas où aucun écoulement ne peut s'effectuer, on est alors en présence d'un mucocèle. Cette tumeur ovoïde peut s'accroître et atteindre un volume assez considérable pour gêner le jeu des paupières. La peau qui la recouvre se distend et s'amincit, mais sans adhérer aux tissus sous-jacents.

Schmidt a donné à cette tumeur le nom de varice du sac lacrymal à cause des reflets bleuâtres que présente la peau au niveau de cet organe. La dacryocystite peut durer longtemps accompagnée de ses deux symptômes principaux le larmoiement et la blennorrhée. La marche de l'affection est donc essentiellement chronique. Les malades vident leur tumeur et par ces pressions continuelles empêchent l'accumulation du pus dans la tumeur et partant la distention de cette dernière. La maladie semble donc se perpétuer, mais souvent sans cause appréciable ou par suite d'un traumatisme ou du refroidissement, l'affection passe de l'état chronique à l'état aigu. Une douleur lancinante se fait sentir à l'angle interne de l'œil. La peau est rouge, tendue. La pression ne donne issue à aucun liquide. Si l'inflammation ne se termine pas par résolution, le pus ne tarde pas à se faire jour par une ouverture. Le sac se vide et il reste une fistule. Les symptômes inflammatoires disparaissent ; il s'écoule du pus pendant quelque temps et le trajet fistuleux se cicatrise. Le malade dans la suite n'est pas à l'abri de semblables accidents. De nouvelles poussées aigües surviennent. Les mêmes symptômes se reproduisent et l'affection se termine de nouveau par une fistule. Si les trajets fistuleux deviennent permanents, les liquides s'écoulent continuellement. Chez les scrofuleux on observe des fistules à ouvertures multiples connues sous le nom de fistules en pomme d'arrosoir. La carie des os qui constituent la paroi osseuse du canal lacrymo-nasal est souvent la conséquence de ces trajets fistuleux.

DIAGNOSTIC

Le diagnostic n'offre pas de difficultés. Deux phénomènes caractérisent l'affection à son premier stade : la conjonctivite et le larmoiement. Ce dernier peut être dû à une hypersécrétion réflexe de la glande lacrymale ou à une déviation du point lacrymal inférieur. On s'assurera si un corps étranger n'a pas pénétré dans la cornée et on cherchera à se rendre compte de la situation du point lacrymal inférieur. A cet effet, on engagera le malade à regarder en haut. Dans ce mouvement de l'œil, le point lacrymal s'applique contre le globe oculaire. La pression digitale exercée de bas en haut au niveau du sac fournira des renseignements. Les injections d'eau servent à faire connaître l'état de perméabilité du canal lacrymal. Le cathétérisme indique le rétrécissement et sa nature. En présence d'un mucocèle, l'hésitation serait permise, car on pourrait le confondre avec un kyste situé au-devant du sac. Les injections pratiquées par les points lacrymaux lèveraient tous les doutes. Le mucocèle, au maximum de distension, donnerait le change pour une tumeur solide. La ponction de la tumeur indiquera sa nature. Des polypes fibreux, des tumeurs du sinus maxillaire pourraient induire en erreur.

Le diagnostic sera facilement établi dans le cas de dacryocystite aiguë. La confusion n'est possible qu'avec deux maladies : l'érysipèle et la périostite aiguë du maxillaire supérieur. L'élévation thermique qui accompagne ces états morbides éclairera le diagnostic. La marche envahissante de l'érysipèle, sa délimitation par un relief très net, l'engorgement ganglionnaire préauriculaire ou sous-maxillaire sont des signes positifs à l'aide desquels on parvient à le distinguer de la dacryocystite aiguë. La rareté de la périostite, la lenteur de sa marche empêchent de la confondre avec l'inflammation aiguë du sac lacrymal.

PRONOSTIC

Le pronostic est assez sérieux. S'il est facile d'avoir raison du catarrhe du sac, il n'en est pas de même du larmoiement, car souvent celui-ci persiste malgré les modifications heureuses qu'a subies la muqueuse. M. Ferrand dans sa thèse de 1873 a beaucoup insisté sur les affections consécutives au larmoiement (asthénopie lacrymale, photopsie, spasme de l'orbiculaire, mouches volantes, phénomènes d'irisation, diplopie monoculaire, diminution de la portée visuelle). La seule indication qui s'impose c'est de rendre au canal lacrymal son calibre normal au moyen du cathétérisme.

Lorsque l'affection est ancienne et qu'elle est accompagnée de complications du côté des os, la guérison s'obtient difficilement. Avec l'aide d'un traitement insignifiant, la dacryocystite guérit chez les enfants. Le développement des os de la face et la modification que subit la constitution lymphatique sous l'influence de la puberté amènent cet heureux résultat (Panas) (1).

DESCRIPTION DU DILATATEUR LACRYMAL.

Avant d'aborder l'étude du traitement, nous donnerons une description succincte du dilatateur lacrymal de M. le Dr Galezowski.

1. Panas. *Leç. sur les aff. de l'app. lacrymal*, p. 151. Paris 1877.

Cet auteur dans le numéro d'août 1882 du recueil d'ophthalmologie s'exprime de la façon suivante : « Mon procédé consiste à introduire dans l'intérieur du canal nasal un dilatateur spécial, dont le volume ne dépasse pas les dimensions d'une sonde n° 4 de Bowmann, et une fois engagé jusqu'au fond du canal de le retirer lentement en pressant sur une seconde tige, ce qui fait dédoubler la sonde en deux et la séparer à tel degré, que son volume correspond à une sonde n° 10 ou 12, par conséquent aux plus grosses sondes de Cooper. Cette dilatation se fait sans presque une goutte de sang, et elle est relativement peu douloureuse, car elle se fait au moment où l'on retire l'instrument et sans aucun effort.

La figure ci-dessous représente l'instrument dans son volume normal.

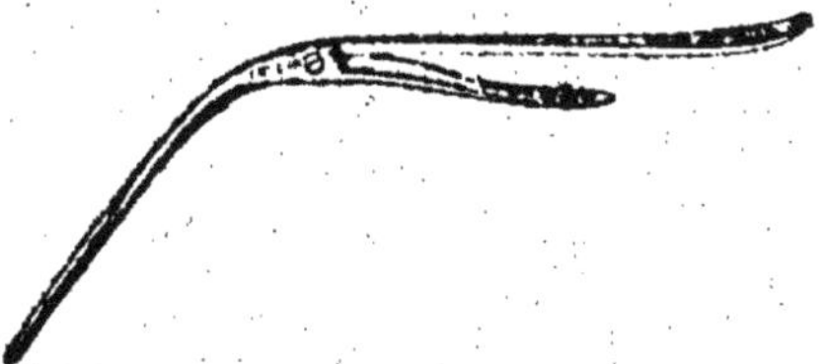

Lorque l'instrument est fermé, il correspond au n° 4 de Bowmann, on le tient par le manche long, et on l'introduit dans le sac lacrymal par le canalicule incisé. Dès qu'on s'est assuré que la pointe a franchi l'embouchure du sac lacrymal, et qu'elle appuie sur la paroi postérieure osseuse de cette cavité, on relève l'instrument en lui donnant une direction verticale, puis on enfonce lentement dans le canal nasal, aussi profondément que possible. Ce premier temps de l'opération une fois exécuté, il ne reste qu'à écarter les deux valves de l'instrument pour obtenir une dilatation aussi complète que possible. On obtient ce résultat en appuyant avec le pouce sur le second manche pendant que la branche courte est soutenue avec l'indicateur. Ces deux branches se trouvent ainsi rapprochées pendant que les extrémités correspondantes se trouvent écartées. Au même moment l'instrument est retiré et la dilatation est faite sans une goutte de sang, et la douleur, quoique vive, n'est pour ainsi dire qu'instantanée. »

TRAITEMENT

La dilatation forcée du sac lacrymal comme moyen de traitement de la dacryocystite chronique est de date relativement récente. Elle a pour but de restituer au sac lacrymal son calibre normal, que la diminution de ce dernier ait été amenée par un rétrécissement ou par l'inflammation primitive du sac. Il est constant que l'épaississement de la muqueuse du sac est dans la majorité des cas le résultat de l'état inflammatoire chronique. En admettant que par des injections modificatrices on parvienne à obtenir la résolution de la phlegmasie du sac, il n'en demeure pas moins vrai que le larmoiement persiste, malgré l'action adjuvante des sondes de Bowmann. La méthode du chirurgien anglais, si rationnelle qu'elle soit, n'a raison de la dacryocystite ou du rétrécissement qu'au bout d'un temps fort long et sans donner des résultats absolument satisfaisants. Bowmann avait pour objectif la perméabilité du canal lacrymonasal et son dégorgement. En un mot, il faisait jouer le premier rôle à l'action dilatante et c'est de la plus ou moins grande efficacité de ce traitement que dépendaient la terminaison de la maladie et la disparition du rétrécissement.

Cette méthode n'a pas répondu aux espérances des ophthalmologistes parce que le larmoiement persistait, malgré une amélioration sensible de la dacryocystite chronique. Or, tant que ce symptôme se manifeste, on est naturellement porté à penser que la perméabilité des voies lacrymales n'est pas complète. Le rétablissement du calibre normal ne pouvait être obtenu parce qu'au moyen de sondes graduées il y avait tendance au retrait du sac. Les partisans de la théorie de l'inflammation pure et simple pensent que les sondes n'agissent pas en dilatant seulement le canal mais bien en entretenant une irritation qui amène par inflammation substitutive la résolution de la phlegmasie du sac. Voici du reste l'opinion de M. le professeur Gosselin, l'éminent chirurgien de la Charité : « Il est bien peu de procédés qui ne puissent conduire au but parce qu'aucun d'eux n'agit sans irriter la muqueuse du sac et sans la faire repasser à un état aigu dont la résolution est suivie de la modification et de l'amélioration désirables.... Le procédé de Bowmann lui-même qui est le plus en faveur me paraît agir par l'excitation que produit l'introduction journalière pendant plusieurs semaines d'un instrument dilatant, après ouverture du canalicule supérieur ou inférieur (1). »

Malgré l'autorité qui s'attache au nom et aux travaux de M. le professeur Gosselin, nous ne pouvons nous rallier d'une manière absolue à cette opinion. Sans nier l'irritation qui est la conséquence du cathétérisme, nous pensons que l'action mécanique l'emporte, et que c'est en désobstruant le sac, en le débarrassant de la matière puriforme dont le séjour dans cette cavité est une cause d'excitation que la méthode de Bowmann donne des résultats relativement satisfaisants. Telle est aussi la manière de voir de M. le Docteur Galezowski (2) qui attribue la plupart des

1. Gosselin. *Clin. chirurg. de l'hôp. de Charité*, 1876, t. II, p. 84.
2. Galezowski. *Traité du mal des yeux*. 1875.

dacryocystites à des rétrécissements du canal nasal lacrymo-nasal. M. Abadie (1) rejette la théorie ancienne de l'inflammation du sac lacrymal par propagation et convaincu que le plus souvent les affections des parties supérieures des voies lacrymales sont sous la dépendance d'un rétrécissement siégeant dans les parties inférieures conseille d'avoir recours à la dilatation qui triomphe des cas les plus rebelles. C'est pour n'avoir pas tenu compte de ces faits que les partisans de la théorie ancienne employaient et emploient encore les caustiques dans le but d'amener une modification dans la vitalité du sac. Évidemment, par ce moyen on tarit la source de l'inflammation, mais est-on certain de faire disparaître le larmoiement?

Quoiqu'il soit fort important de chercher à obtenir la guérison de la dacryocystite, il faut aussi s'évertuer à rendre aux voies lacrymales leur perméabilité. Le cathétérisme rationnellement appliqué favorisera l'élimination des larmes. Certains auteurs n'attachent qu'une importance secondaire au symptôme larmoiement. Dans ses cliniques de l'hôpital de la Charité 1876 (t. II, 53ᵉ leçon, p. 75), M. Gosselin reconnait que l'épiphora peut produire l'inflammation de la conjonctive. « Elle (cette femme) pourrait avoir de temps à autre une poussée inflammatoire à laquelle prendrait part et la conjonctive palpébrale et la glande lacrymale, d'où un larmoiement plus abondant. Les sujets atteints de catarrhe du sac ont assez souvent des exacerbations de ce genre. » Combattre le larmoiement, tel doit être le but du chirurgien, car ce symptôme peut

1. Abadie. *Sur la pathogénie du rétrécissement du canal nasal.* Journal d'oph. 1872.

parfois donner lieu à des désordres en apparence graves. M. Galezowski (1) cite un cas où le larmoiement dont le malade se plaignait à peine produisait des troubles oculaires qui auraient pu faire croire à l'existence d'une maladie profonde de l'œil (diplopie, photophobie, mouches volantes). M. le professeur Panas déclare que la difficulté dans les maladies des voies lacrymales n'est pas d'avoir raison de la dacryocystite, mais bien de faire disparaître le larmoiement. « A ce point de vue, dit le savant professeur, on peut avancer que malgré les progrès importants et indiscutables réalisés dans ces derniers temps, le larmoiement constitue pour le chirurgien la véritable pierre d'achoppement (2). »

Le procédé de Stilling employé seul ou combiné avec la méthode de Bowmann et la cautérisation ne permet pas de rétablir le calibre normal des voies lacrymales.

De l'aveu de M. Panas (3), parfois après une première section et malgré un cathétérisme méthodiquement appliqué, le rétrécissement tend à se produire. Aussi le savant chirurgien de l'Hôtel-Dieu est-il obligé de revenir deux ou trois fois à l'opération de Stilling. Quoique cette méthode ait donné des résultats à des chirurgiens distingués (Trélat, Sichel fils, Jœsche de Moscou), nous croyons que les récidives sont à craindre, car le tissu cicatriciel qui se forme à la suite des incisions pratiquées au niveau de la sténose produit de nouvelles coarctations.

Weber parvint à triompher des rétrécissements par la

1. Galezowski. *Gaz. des hôp.* 1868, p. 453.
2. Panas, Leçons sur l'appareil lacrymal, 1877, p. 201.
3. Panas, *loc. cit.*, p. 197.

dilatation forcée pratiquée au moyen d'une sonde métallique biconique dont la description se trouve dans tous les traités spéciaux. Cette méthode, outre qu'elle suppose le débridement préalable du ligament palpébral interne, produit des traumatismes inévitables lorsqu'une sonde de gros calibre est introduite de haut en bas. Malgré les inconvénients qu'elle présente, elle est néanmoins appliquée avec fruit. « Bien que la méthode de la dilatation forcée pratiquée avec l'instrument de Weber ait rencontré des opposants sérieux, il n'en est pas moins vrai qu'on lui doit un certain nombre de succès (Panas). » Telle est aussi l'opinion de Follin et Duplay. Jamain et Terrier s'expriment dans le même sens.

M. le professeur Richet a remis en honneur la méthode de la dilatation permanente ou méthode de Dupuytren. Cet éminent clinicien a remplacé la canule de Dupuytren par une sorte de clou de Scarpa dont la tête est percée à jour. L'écoulement des larmes s'opère facilement entre les parois du clou et celles du canal nasal.

Enfin, l'opération de Paul Bernard (extirpation de la glande lacrymale a été remise en honneur par Laurence (1) et Meyer (2). L'extirpation de la glande lacrymale expose au phlegmon de l'œil et peut amener une blépharoptose lorsque le muscle élévateur de la paupière supérieure a été intéressé. Aussi nous nous rangeons à l'avis de M. Lannelongue (3) lorsqu'il dit : « Quant à l'extirpation de la

1. Laurence *Ophthal Review* n° 29, 1867.

2. Voir *thèse de Boisson*. De la dacryocystite chronique, Paris 1881, p. 55.

3. Lannelongue. *Dict. de méd, et de chir. prat.*, t. XX, p. 51.

glande lacrymale, c'est un moyen extrême auquel on ne doit avoir recours qu'en désespoir de cause. » La glande lacrymale ne doit pas être sacrifiée, car elle préside à une fonction nécessaire. « Avec tout le monde, dit M. le professeur Richet, j'admets l'efficacité et l'utilité de l'exhalation qui s'effectue à la surface de la conjonctive comme de toutes les muqueuses mais il me répugne de penser que tout l'appareil lacrymal soit un hors-d'œuvre inutile, une superfluité. » (*traité prat. d'anat. méd. chirurg.*, 4e édit. 2e partie, p. 126, par A. Richet). Les larmes servent à entraîner les corps étrangers de la cornée et dans les fosses nasales leur évaporation s'oppose à l'action desséchante du courant d'air de la respiration (Küssel et Duval. *Cours de physiol.* p, 644, 646, 4e édit).

Après avoir exposé les principales méthodes de traitement de la dacryocystite, nous allons parler du procédé de M. Le Docteur Galezowski. La dilatation forcée telle que la pratique cet opthalmologiste trouve son indication non seulement dans les rétrécissements du canal lacrymal, mais encore dans la dacryocystite chronique. Avant d'introduire le dilatateur, ce praticien distingué fait l'incision du canalicule inférieur. L'avantage que présente cette méthode, c'est de permettre l'introduction de sondes de gros calibre. Le cathétérisme ne doit pas être fréquemment répété à cause de l'irritation que provoquent les instruments dilatants. Le cathétérisme ainsi pratiqué amène une dilatation uniforme des voies lacrymales, tandis qu'avec la méthode de Bowmann (cathétérisme graduel), on observe toujours une certaine tendance au retrait. Dès le lendemain ou le surlendemain du jour de l'opération, on introduit facilement dans le canal lacrymal la sonde, n° 6 de l'Echelle Galezowski, dont le diamètre correspond à 1 millimètre six dixièmes 1/4. Nos observations sont probantes à ce point de vue, et démontrent que la guérison a été obtenue dans l'espace de cinq semaines, quelquefois plus tôt. M. Galezowski a pratiqué le cathétérisme avec la sonde, n° 6 chez une fillette de cinq ans (obs. IX).

Deux fois nous avons employé la sonde conique n° 8 (1 mil. 9/10) sans inconvénient pour les malades (obs. IV et X). M. Galezowski a pratiqué le cathétérisme avec les sondes n°s 9, 10, 11 et 12 de son échelle. Le succès a suivi la dilatation forcée dans un cas de dacryocystite aiguë, compliquée de fistule lacrymale. Il s'agit d'une malade âgée de trente-six ans et que M. Galezowski (1) avait traitée en 1880 pendant huit mois par le cathétérisme graduel sans grand résultat. En juillet 1882, cette malade revint à la consultation. Les deux sacs lacrymaux étaient le siège d'une inflammation aiguë qui, du côté droit, avait abouti à une fistule. Un seul élargissement des deux canaux lacrymaux, au moyen du dilatateur, eut raison de cet état inflammatoire. Dix jours après la guérison fut complète. L'observation ayant démontré que l'irritation du sac était la conséquence de l'introduction de sondes de gros calibre, M. Galezowski recommande de n'en faire usage qu'à des intervalles éloignés. La faible expérience que nous avons acquise en suivant les malades nous a appris que le rétablissement du calibre du canal lacrymal pouvait être obtenu au moyen d'une sonde n° 6.

1. Galezowski. Nouvelle méthode de traitement des voies lacrymales, Recueil d'ophthalmologie, août 1882.

Les résultats obtenus ont été favorables (voir nos observations). D'autres ont été plus hardis dans la voie de la dilatation. M. Théobald (1) (de Baltimore) a fait usage du nº 16 de son échelle (4 mil. de diamètre) chez une enfant de sept ans et cela sans difficulté. Cet auteur pratique le cathétérisme graduel. Le nº 1 de son échelle a un diamètre de 1/4 de millimètre. L'augmentation pour les suivants est de 1/4 de millimètre sur les précédents. Le chirurgien américain commence la dilatation en employant le nº 5 (1 mil. 1/4). Les sondes dont il se sert sont coniques et pliées de façon à avoir la forme d'un arc de cercle. Dans ces conditions, l'introduction du nº 16 n'est pas difficile et ne provoque pas plus de douleur que le passage de la sonde nº 8 (2 mil.). Dans son travail, il cite sept cas de dacryocystite par rétrécissement traités par ce moyen et guéris radicalement.

Williams (2) de Cincinnati, recommande l'usage de sondes de gros calibre dans le traitement des maladies du sac lacrymal. Cet auteur se loue de cette pratique qui a pour but d'empêcher le sac de revenir à son calibre primitif.

On a signalé des cas de mydriase survenue à la suite du cathétérisme du canal nasal (Rampoldi) (3).

La méthode de la dilatation forcée a été appliquée récemment en Italie par le Dr Fiore (de Marigliano) (4). Trente-

1. Sam. Théobald. Further testimony in favor of the use offarge probe in the treatment of strict of Nas. Duct. *Archiv. of ophthalm.* Vol. VI, pag. 477. New-York, 1878.

2. Op. hosp. rep. 1869, tomo VI, p. 310.

3. Annali di ottalmologia. Pavie. Année XI, fas. 6.

4. Annali di ottalmologia. Pavie. Année XIIe, fas. 1.

cinq cas (dacryocystite et rétrécissement) ont été traités par la dilatation forcée pratiquée à l'aide d'un instrument tout à fait semblable au dilatateur uréthral de Holt. Dès la première séance ou tout au plus tard dès la seconde, le chirurgien italien a introduit une sonde de 3 millim. de diamètre. Dans l'immense majorité des cas la dilatation a été suivie de guérison.

Nous ne pouvons nous étendre davantage sur ce sujet. Après avoir approfondi la question de la dilatation forcée, nous croyons pouvoir formuler les propositions suivantes.

CONCLUSIONS

1° La dilatation forcée est indiquée toutes les fois qu'il y a dacryocystite chronique, que cette affection soit primitive ou consécutive à un rétrécissement.

2° La même méthode de traitement est applicable à la dacryocystite aiguë (celle-ci doit être traitée préalablement par les antiphlogistiques.

3° Les rétrécissements du sac lacrymal sont justiciables du même procédé.

4° La durée de ces affections est considérablement abrégée par la dilatation forcée.

OBSERVATIONS

Observation I

Larmoiement double. Oblitération du canalicule lacrymal inférieur des deux côtés.

Michaux (Marie), 67 ans, journalière, se présente à la consultation de M. le Dr Galezowski le 19 septembre 1882. Elle nous raconte qu'il y a dix ans elle est tombée du haut d'un arbre. Hypérostose des os propres du nez. Elle se plaint de larmoiement datant de deux ans. Catarrhe et photophobie. Les deux points lacrymaux inférieurs sont oblitérés. Les narines sont sèches. On incise le point et le canalicule lacrymal inférieur de chaque côté.

21 septembre. — On pratique la dilatation forcée à droite et à gauche. Le dilatateur est arrêté des deux côtés à l'entrée du sac, mais à l'aide d'une pression un peu forte l'instrument franchit le rétrécissement. On applique des cataplasmes de fécule de riz.

23 septembre. — Le larmoiement a diminué considérablement, les narines sont humides. Cathétérisme des deux canaux avec la sonde n° 6.

26 septembre. — Le larmoiement est faible des deux côtés. Les narines sont humides. Cathétérisme avec la sonde n° 6.

28 septembre. Le larmoiement est à peine sensible. L'humidité des narines est très prononcée. Cathétérisme avec le n° 6.

30 septembre. — Plus de larmoiement. Cathétérisme avec la sonde n° 6.

4 octobre. — L'épiphora n'existe plus. Cathétérisme avec la sonde n° 6.

6 octobre. — Même état. Cathétérisme avec la sonde n° 6. Guérison.

Observation II

Larmoiement de l'œil gauche. Rétrécissement à l'entrée du sac lacrymal.

Porcherot (Julie), 63 ans, sans profession, se présente à la consultation de M. le Dr Galezowski le 20 septembre 1882. L'interrogatoire de la malade ne nous apprend rien sur ses antécédents. Elle se plaint de larmoiement de l'œil gauche datant de deux ans avec alternatives d'amélioration et d'aggravation. Blépharite lacrymale. Photophobie légère. Pas de tumeur lacrymale. L'eau injectée avec la seringue d'Anel par le point lacrymal inférieur revient par le point supérieur. On incise le point et le canalicule lacrymal gauche. On pratique la dilatation forcée. Le dilatateur pénètre avec difficulté, mais une pression énergique triomphe du rétrécissement qui siège à l'entrée du sac. Cataplasmes de fécule de riz.

22 septembre. — Le larmoiement est moindre. La narine correspondante est humide. Conjonctivite angulaire, on ordonne un collyre à l'acide borique au quarantième.

25 septembre. — Le larmoiement a considérablement diminué. La conjonctivite angulaire persiste. Cathétérisme avec la sonde conique n° 6.

27 septembre. — Le larmoiement est faible. La conjonctivite n'existe plus, mais la malade accuse un peu de douleur à l'angle interne de l'œil. Cathétérisme facile avec la sonde conique n° 6.

3 octobre. — Le larmoiement est extrêmement faible. La narine est humide. Cathétérisme avec la sonde conique n° 6.

17 octobre. — Le larmoiement n'existe plus. Cathétérisme avec la sonde n° 6. Guérison.

Observation III

Dacryocystite chronique double.

Cocher (Adrien), 18 ans, sans profession, se présente à la consultation de M. le Dr Galezowski le 14 octobre 1882. De constitution lymphatique, ce malade est atteint de surdité bi-latérale consécutive à une otite scrofuleuse. Il a reçu des soins pour une dacryocystite chronique double dans une des cliniques libres de Paris où on a pratiqué le cathétérisme par les points lacrymaux supérieurs pendant cinq mois. Il existe à la région du sac lacrymal droit une cicatrice hypertrophique de la peau, trace d'une incision, ayant entraîné de l'ectropion cicatriciel. Conjonctivite palpébrale double avec larmoiement et photophobie. Eczéma des paupières inférieures. De chaque côté on constate la présence d'une tumeur molle, fluctuante, dépressible. Point de douleur à la pression, mais issue par les points lacrymaux inférieurs d'un liquide jaunâtre, visqueux. Les narines sont sèches. On incise les points et canalicules lacrymaux inférieurs. Cataplasmes de fécule de riz et lotions avec une solution d'acide borique au centième.

18 octobre. — L'état du malade est le même. On pratique la dilatation forcée à droite et à gauche. Une faible quantité de sang s'écoule par les narines. Cataplasmes de fécule de riz et lotions à l'acide borique.

20 octobre. — Le larmoiement a considérablement diminué. La photophobie est moindre des deux côtés. Les narines sont humides. La pression fait refluer un peu de muco-pus. Pas de douleur ni provoquée ni spontanée.

22 octobre. — Le larmoiement n'existe que le matin, à l'air froid. A la pression il ne sort plus de muco-pus. Les narines sont humides. Cathétérisme facile avec la sonde conique n° 6.

28 octobre. — Le larmoiement a complètement disparu. La région du sac est affaissée des deux côtés. Les narines sont humides. Guérison.

Observation IV

Tumeur lacrymale. Rétrécissement à la partie moyenne du sac.

Darrag (Pierre) 25 ans, soldat à Toulon, se présente à la consultatrou de M. le Dr Galezowski le 25 mars 1883. Pas d'antécédents. En 1883 il a été soigné à l'hôpital militaire de Toulon pour une tumeur lacrymale droite. On pratiqua le cathétérisme avec la sonde n° 3 Bowmann pendant trois semaines à deux jours d'intervalle chaque fois. Actuellement le malade se plaint de larmoiement et de photophobie de l'œil droit. A l'angle interne de l'œil, on constate la présence d'une tumeur molle, fluctuante, indolente. La pression exercée de haut en bas donne issue par les narines à un liquide clair. On pratique la dilatation forcée. Le dilatateur est arrêté à la partie moyenne du sac lacrymal, mais on franchit le rétrécissement en exerçant une forte pression. Une faible quantité de sang coule par la narine. Cataplasmes de fécule de riz et lotions à l'acide borique au centième.

27 mars. — Le larmoiement persiste. Œdème de la paupière inférieure, on continue les cataplasmes. 29 mars. Diminution du larmoiement. Absence d'œdème palpébral. Cathétérisme avec la sonde conique n° 6 qu'on laisse à demeure pendant un quart d'heure.

31 mars. — La région du sac n'est pas douloureuse à la pression. Ecoulement facile des larmes, pas de tumeur. Cathétérisme avec la sonde conique n° 6.

3 avril. — Disparition du larmoiement. Le matin, dit le malade, existe une petite tumeur à l'angle interne de l'œil, tumeur qu'il réduit en pressant de haut en bas. Un liquide clair sort par la narine.

Cathétérisme avec la sonde conique n° 6.

6 avril. — Même état. Cathétérisme avec la sonde n° 6.

9 avril. — La tumeur existe le matin. Dans la journée le cours des larmes est rétabli. La narine est humide. Cathétérisme avec la sonde n° 6.

27 avril. — Pas de tumeur. Écoulement facile des larmes. Cathétérisme avec la sonde n° 6.

Répétition inutile.

29 avril. — Le larmoiement n'existe plus. La narine est toujours humide.

Cathétérisme avec la sonde n° 8.

9 mai. — Même état. Cathétérisme avec la sonde n° 8. Guérison.

Observation V

Larmoiement de l'œil droit. Rétrécissement à l'entrée du sac.

Fort, 30 ans, cordonnier, se présente à la consultation de M. le Dr Galezowski, le 27 mars 1883. Depuis deux ans, il se plaint de larmoiement de l'œil droit. L'eau injectée avec la seringue d'Anel revient par le point lacrymal supérieur. La région du sac ne présente rien de particulier à noter. La narine correspondante est sèche. On incise le canalicule lacrymal inférieur et on pratique la dilatation forcée.

L'introduction du dilatateur est pénible, mais une assez forte pression triomphe du rétrécissement qui siège à l'entrée.

La mobilité de l'instrument dans le sac est complète.

29 mars. — Diminution du larmoiement. Narine sèche. Névralgie sus-orbitaire du côté droit. Cathétérisme avec la sonde conique n° 6.

1er avril. — Larmoiement moindre. Plus de douleurs sus-orbitaire. Humidité de la narine. Cathétérisme avec la sonde conique n° 6.

6 avril. — Le larmoiement n'existe que le matin, à l'air froid. Pas de tumeur. Narine humide. Cathétérisme facile avec la sonde.

10 avril. — Le larmoiement a complètement disparu. Cathétérisme facile.

27 avril. — Même état. Cathétérisme.

7 mai. — Même état. Cathétérisme facile. Guérison.

OBSERVATION VI.

Larmoiement et Dacryocystite chronique droite.

Terr. (Marie) 35 ans, se présente à la consultation de M. le Dr Galezowski le 3 avril. Son interrogatoire ne nous apprend rien au point de vue de la syphilis. Elle raconte qu'en février 1871, elle a avorté à six mois (grossesse gémellaire). Depuis cette époque elle se plaint de larmoiement de l'œil droit. A l'examen de la région du sac, on constate la présence d'une tumeur molle, fluctuante, dépressible : limitée à la partie sous-tendineuse du sac. Rougeur s'étendant à la paupière inférieure avec œdème ; à la pression il sort du pus par le point lacrymal supérieur. On incise le canalicule lacrymal inférieur et on pratique la dilatation forcée. Le dilatateur ne rencontre aucun obstacle. Du pus sort en abondance par le canalicule incisé. Cataplasmes de fécule de riz et lotions à l'acide borique.

5 avril. — Œdème de la paupière inférieure diminué. Au niveau du sac, légère douleur à la pression, mais point d'issue de liquide purulent. Larmoiement.

9 avril. — Plus de douleur à la pression, il sort un liquide clair, gommeux par le canalicule incisé. Larmoiement moindre. Humidité de la narine. Cathétérisme facile avec la sonde conique n° 6 qu'on laisse à demeure pendant un quart d'heure.

11 avril. — Larmoiement considérablement diminué. Humidité prononcée de la narine. La sonde n° 6 est introduite avec facilité.

13 avril. — Le larmoiement existe lorsque la malade s'expose à l'air froid du matin. Cathétérisme avec la sonde n° 6.

17 avril. — Plus de larmoiement. Cathétérisme avec la sonde n° 6.

21 avril. — Même état. Cathétérisme avec la sonde n° 6.

25 avril. — Rien de particulier à signaler. La sonde n° 6 est introduite avec facilité.

7 mai. — Pas de larmoiement. Cathétérisme avec la sonde n° 6.

10 mai. — Même état. Guérison.

Observation VII

Dacryocystite chronique à gauche.

Const. Fél., 62 ans, ménagère, vient à la consultation de M. Galezowski le 5 avril 1883. Pas d'antécédents. La malade se plaint de larmoiement de l'œil gauche depuis huit ans. A été affectée de dacryocystite phlegmoneuse, il y a sept ans. Nouvelle récidive en 1879. Aujourd'hui, elle présente une tumeur dont le début remonte à un mois, tumeur caractérisée par de la mollesse, de la fluctuation et de la rougeur, ayant le volume d'une noisette. La pression fait refluer par le point lacrymal inférieur un liquide purulent. Œdème de la paupière inférieure. Photophobie liée à la conjonctivite. On incise le point et le canalicule inférieurs et on pratique la dilatation forcée.

Cataplasmes de fécule de riz, et lotions à l'acide borique 1 gr. 0/0.

7 avril. — La tumeur a diminué de volume. A la pression, du muco-pus sort par le canalicule incisé. L'œdème palpébral est moindre. La photophobie est moins intense. Le larmoiement persiste. La conjonctivite n'est pas modifiée. La narine correspondante est humide. 9 avril. — Le larmoiement n'existe que le matin. Pas de rougeur à la région du sac. Pas de tumeur appréciable. La pression ne provoque pas de douleur et ne fait refluer aucun liquide. 13 avril. — Le larmoiement persiste, mais faiblement; douleur nulle à la pression. La sonde conique n° 6 est introduite facilement. 15 avril. — Le larmoiement est à peine sensible. Humidité prononcée de la narine. Plus de conjonctivite. Introduction facile de la sonde conique, n° 6.

20 avril. — La malade affirme que depuis le 15 avril le larmoiement n'existe plus. Pas de douleur à la pression. Point de reflux de liquide, narine humide. Cathétérisme avec la sonde n° 6.

25 avril. — Plus de larmoiement. Cathétérisme avec la sonde n° 6.

2 mai. — Même état. Cathétérisme avec la sonde n° 6.

7 mai. — Même état. Guérison. Cathétérisme avec la sonde n° 6.

Observation VIII

Larmoiement et conjonctivite lacrymale chronique.

K..., étudiant en droit, 32 ans, se présente à la consultation de M. le docteur Galezowski, le 7 mars 1883. Les anamnestiques nous apprennent que K... a eu la rougeole à l'âge de deux ans, et que depuis douze il est en puissance de diathèse rhumatismale. Actuellement il est affecté de larmoiement et de conjonctivite lacrymale chronique de l'œil gauche datant de sept ans. On fait une injection avec la seringue d'Anel. L'eau revient par le point lacrymal supérieur. On incise le canalicule lacrymal gauche et on pratique le cathétérisme avec la sonde n° 6, pendant trois semaines et trois fois par semaine sans amélioration notable.

3 *avril*. — La dilatation forcée du sac lacrymal est pratiquée. Le rétrécissement siège à la partie supérieure du sac. Une faible quantité de sang s'écoule par la narine. On fait appliquer des cataplasmes de fécule de riz. Contre la conjonctivite on ordonne une goutte par jour d'un collyre au sulfate de zinc au quarantième.

6 *avril*. — Le larmoiement est moindre. La sécheresse de la narine moins prononcée. Pas de tumeur à la région du sac. Cathétérisme avec la sonde conique n° 6, qu'on laisse à demeure pendant un quart d'heure.

9 *avril*. — Le larmoiement persiste, mais faiblement. La narine est humide. La sécrétion conjonctivale est modifiée. Cathétérisme avec la sonde conique n° 6.

16 *avril*. — Le larmoiement n'existe plus. Humidité prononcée de la narine. Rougeur moins intense de la conjonctivite. Cathétérisme.

30 *avril*. — Plus de larmoiement. Guérison.

Observation IX

Due à l'obligeance de M. le Dr Galezowski.

Mlle D..., âgée de 5 ans, se plaint de larmoiement depuis deux ans. Conjonctivite lacrymale. Le larmoiement a été consécutif à une inflammation des paupières qui est survenue à la suite d'une blessure faite au front et au sourcil du côté droit. La dilatation forcée fut pratiquée le 3 avril 1883 avec l'aide du docteur Hallé qui administra le chloroforme à l'enfant. Depuis, on procéda deux fois au cathétérisme avec la sonde n° 6 et l'œil n'a plus pleuré. Guérison.

Observation X

Dacryocystite chronique

Asselin Alice, 21 ans, couturière, se présente à la consultation de M. le Dr Galezowski le 13 avril 1883. Elle raconte qu'à l'âge de 7 ans elle a eu la rougeole, et qu'à l'âge de 10 ans elle a été affectée de la même maladie. Son père est atteint de larmoiement ainsi que sa grand'mère paternelle. Elle est sujette à l'hémicrânie. L'appareil dentaire est intact. Elle se plaint de larmoiement datant de deux ans. Lorsqu'elle se livre à son travail, la vue se trouble. A la région du sac, on constate la présence d'une tumeur du volume d'une petite noisette, molle, fluctuante et dépressible. La pression provoque de la douleur et fait refluer par le point lacrymal inférieur un liquide muco-purulent. L'existence de cette tumeur remonte à un mois et demi. On incise le point et le canalicule lacrymal gauches. On pratique la dilatation forcée. Le dilatateur est arrêté à l'entrée du sac. Une pression soutenue rend son introduction possible. Cataplasmes de fécule de riz et lotions trois fois par jour avec une solution d'acide borique au centième.

16 avril. — A la pression, il y a de la douleur. Issue de muco-pus par le canalicule incisé. Le larmoiement est moindre. La narine est légèrement humide. On continue les cataplasmes et les lotions.

18 avril. — La tumeur est à peine appréciable, sensibilité de la région du sac à la pression. Du muco-pus sort par le canalicule inférieur mais en moindre quantité. Le larmoiement augmente le matin.

21 avril. — Plus de tumeur. La pression ne provoque pas de douleur et donne issue par le canalicule inférieur à une faible quantité de mucus.

23 avril. — Nulle trace de suppuration. Larmoiement moindre. Cathétérisme facile avec la sonde n° 6.

27 avril. — Le larmoiement est à peine sensible. La narine est humide. Cathétérisme avec la sonde n° 8.

9 mai. — Le larmoiement n'existe plus. Cathétérisme avec la sonde n° 8.

14 mai. — Plus de larmoiement. Cathétérisme avec la sonde n° 8.

20 mai. — Plus de larmoiement. Guérison.

Observation XI

Dacryocystite aiguë.

Lallemand (Marie) 48 ans, se présente à la consultation de M. le Dr Galezowski le 23 avril 1883. Pas d'antécédents. Elle se plaint de larmoiement datant de six ans. Ce symptôme s'est manifesté à l'époque de la ménopause. Depuis deux ans, il sort du muco-pus par le point lacrymal inférieur gauche. La région du sac lacrymal gauche est le siège d'une tuméfaction énorme.

L'œdème inflammatoire occupe la paupière inférieure et a envahi la moitié interne de la paupière supérieure. Les larmes brûlantes coulent sur la joue. La conjonctive est hyperhémiée. La narine correspondante est sèche. Cataplasme de fécule de riz en permanence.

25 avril. — L'œdème a diminué. La tumeur lacrymale se dessine

sous forme d'une grosse fève, mais elle est dure, rénitente et rouge. On incise le point et le canalicule lacrymal gauche. Un flot de pus reflue par le canalicule incisé.

Dilatation forcée.

Hémorrhagie légère par la narine. Cataplasmes de fécule de riz et lotions à l'acide borique.

27 avril. — Plus d'œdème. Douleur à la pression et issue de muco-pus. Le larmoiement persiste sans diminution notable. On continue les cataplasmes.

29 avril. — Le larmoiement persiste. Plus de douleur. Un peu de muco-pus à la pression. Cathétérisme avec la sonde n° 6. Cataplasmes et lotions.

2 mai. — La région du sac est affaissée. Du muco-pus sort en très faible quantité par le canalicule incisé. Cathétérisme avec la sonde conique, n° 6. On continue les lotions.

7 mai. — Plus de suppuration. Larmoiement moindre. Narine humide. Cathétérisme facile avec la sonde conique, n° 6.

10 mai. — L'œil ne pleure qu'à l'air froid du matin. La pression ne fait refluer aucun liquide. La narine est humide. Cathétérisme avec la sonde conique, n° 6. On continue les lotions.

13 mai. — Plus de larmoiement. Cathétérisme.

16 mai. — Plus de larmoiement. Guérison. La sonde est introduite avec facilité.

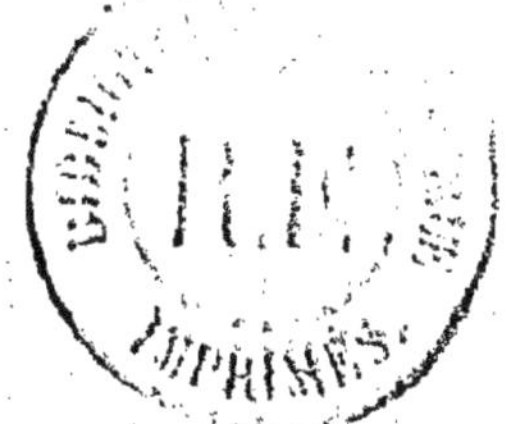

Imp. A. DERENNE, Mayenne. — Paris, boul. Saint-Michel, 52.

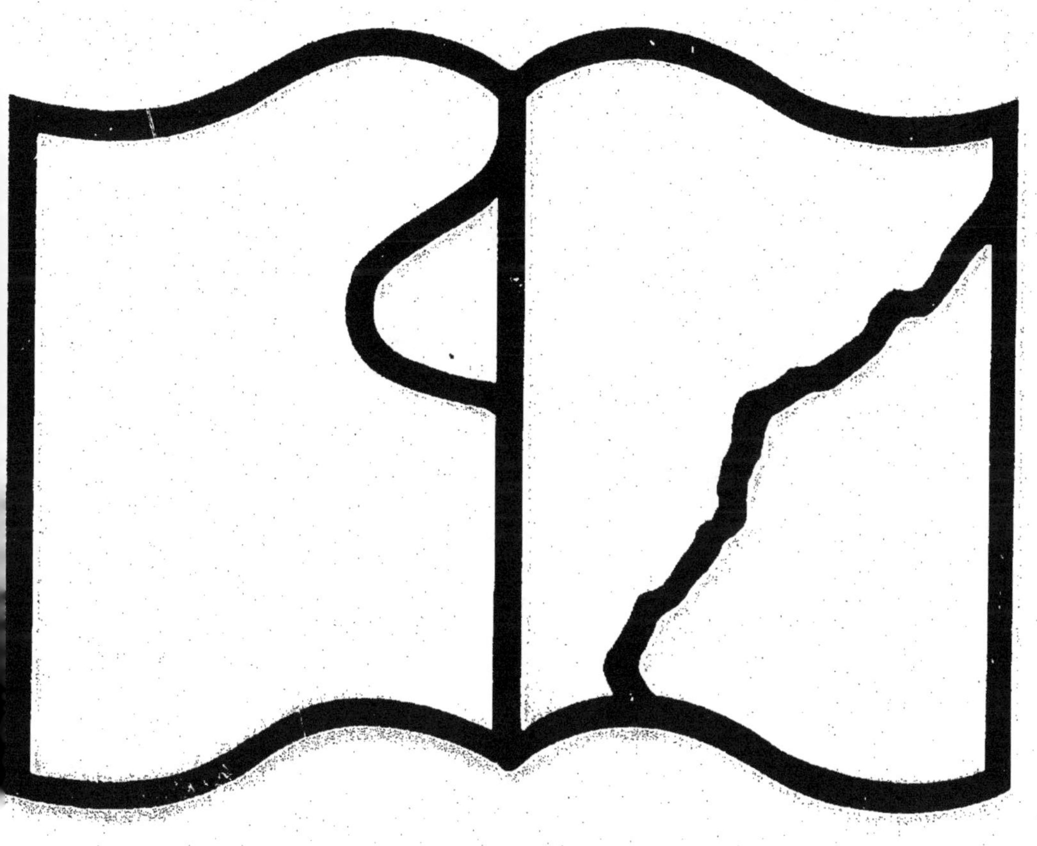

Texte détérioré — reliure défectueuse

NF Z 43-120-11

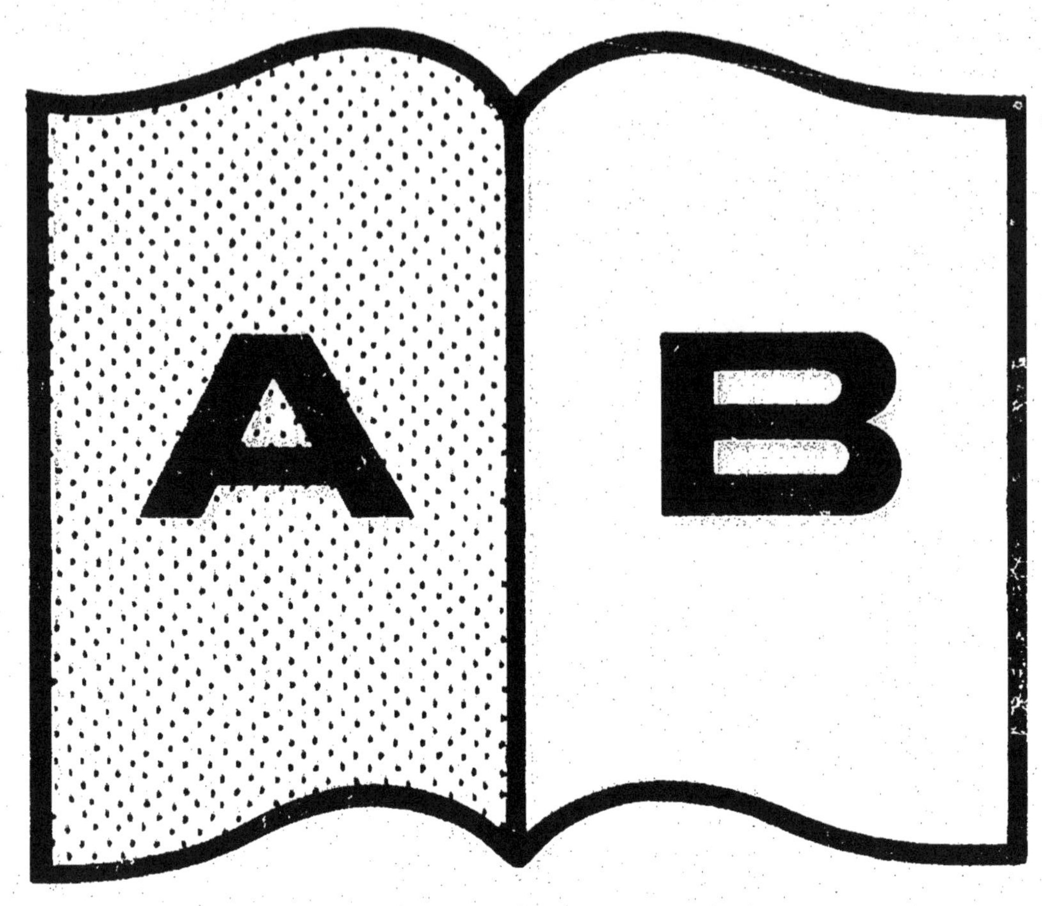
A
B

www.ingramcontent.com/pod-product-compliance
Ingram Content Group UK Ltd.
Pitfield, Milton Keynes, MK11 3LW, UK
UKHW012303240726
13966UKWH00004B/1607